AF496218

TABLEAU INDICATIF

DES MALADIES

QUI PEUVENT MOTIVER L'ABLATION EN TOTALITÉ

DE L'OS MAXILLAIRE SUPÉRIEUR,

ET DE CELLES QUI NE MOTIVENT PAS CETTE OPÉRATION,

SUIVI

D'OBSERVATIONS RELATIVES A LA MÉDECINE,

A LA CHIRURGIE ET A LA TÉRATOLOGIE,

PAR Mr H. RIPAULT, D. M. P.,

Secrétaire-adjoint de l'Académie des Sciences, Arts et Belles-Lettres de Dijon, et Médecin du Dispensaire de salubrité; ancien Interne des hôpitaux civils de Paris, correspondant de la Société anatomique de la même ville, de la Société royale des Sciences, Belles-Lettres et Arts d'Orléans, de la Société d'Agriculture, Sciences et Belles-Lettres de Mâcon, et de la Société médicale de Lyon.

PARIS,

CHEZ J.-B. BAILLIÈRE, LIBR. DE L'ACADÉMIE ROYALE DE MÉDECINE.

A LONDRES, CHEZ H. BAILLIÈBE, 219, REGENT STREET.

15 Mai 1847.

TABLE.

TABLEAU INDICATIF

DES **MALADIES** QUI PEUVENT MOTIVER L'**ABLATION** OU LA **RÉSECTION** *en totalité* de l'OS MAXILLAIRE SUPÉRIEUR ET DE CELLES QUI NE MOTIVENT PAS CETTE **OPÉRATION**,

Présenté le 23 avril 1845, à l'Académie des Sciences, Arts et Belles-Lettres de Dijon.

Le travail que j'ai l'honneur de soumettre aujourd'hui à l'Académie, n'existe nulle part. Il m'a fallu du temps et des soins pour parvenir à mettre de l'ordre dans une matière où les observations sont trop souvent présentées par les auteurs d'une manière obscure et vague. En entreprenant ces recherches, j'ai eu le désir de placer quelques jalons sur la route que le médecin et le chirurgien s'obligent constamment à parcourir au milieu des plus grandes difficultés.

RÈGLES GÉNÉRALES SUR CETTE OPÉRATION.

I.

Quelles que soient l'étendue et la gravité de la *maladie du sinus maxillaire* ou des parties environnantes, si la *cause* de cette maladie réside dans un vice intérieur, qu'aucune *opération chirurgicale* délicate ne soit entreprise, avant d'avoir combattu la *cause* supposée ou reconnue. A cet égard, Boyer, dans son estimable Traité de chirurgie, constate les *effets merveilleux du mercure.*

L'*iode* et ses *composés*, le *soufre* et ses *combinaisons* soit avec des *préparations alcalines*, soit avec des modificateurs généraux désignés collectivement sous le nom d'Amers et de nervins, constituent également des *remèdes éprouvés*; c'est à leur emploi rationnel et méthodique que sont dues des *cures* qui ont lieu de nous surprendre.

II.

Au sujet de la *résection de l'os maxillaire supérieur et de l'ablation de cet os en totalité*, voici de quelle manière s'est exprimé un de mes anciens condisciples qui a su s'acquérir, par ses travaux, un crédit que personne ne peut contester : « Cet os tient de si près et par des sutures si serrées aux autres os de la face, que son extirpation est rigoureusement impossible, et qu'en réalité, dans l'opération qui porte ce nom, on ne l'enlève pas lui-même tout entier et l'on enlève avec lui tout ou partie de plusieurs autres. » J. Malgaigne, *Traité d'anatomie chirurgicale et de chirurgie expérimentale*, t. Ier, p. 447. J'ajouterai que l'altération de l'os qui peut *seule* en motiver l'ablation, rend presque impossible le retranchement de toutes ses parties : il ne peut y avoir rien de net ni de régulier dans une opération de ce genre; ou bien on laisse des portions susceptibles de s'altérer plus tard, ou bien l'on enlève des parties osseuses qu'il serait important de respecter.

Les maladies qui peuvent rendre nécessaire l'ablation ou la résection en totalité de l'os maxillaire supérieur, sont les suivantes :

j. L'ostéosarcome; c'est l'altération la plus profonde

de la substance osseuse elle-même , d'après le docteur Becker. Selon Boyer, elle résulte du virus cancéreux, et s'étend du maxillaire aux os contigus; elle se reproduit presque toujours après l'opération.

Je crois que l'on peut faire rentrer dans ce genre d'altération, les variétés suivantes de l'*ostéosarcome* de l'os maxillaire supérieur :

1. Le *sarcome* décrit par Planque et qui présentait le volume des deux poings; l'on pratiqua l'ablation d'une partie de l'os maxillaire supérieur. Il en est de même de cette tumeur présentée comme un cas rare et curieux par Ch. G. Siebold, en 1776, sous ce titre : *Dissertatio de insolito maxillæ superioris tumore aliisque ejusdem morbis*, Vurzbourg, in-4°.

2. L'*ostéostéatome* qu'Astruc a désigné encore sous le nom de *gomme* ou tumeur gommeuse. Voir la collection des Thèses de chirurgie de Haller; il y a une observation sur ce sujet avec le titre suivant : « Osteosteatomatis casus rarior. » L'on a renoncé à entreprendre la cure de cette tumeur particulière. Pour cette maladie et la précédente, voir Haller : *Disputationes chirurgicæ selectæ.— Dissertatio medico-chirurgica de morbis præcipuis sinuum ossis frontis et maxillæ superioris*, etc., par L.-Runge, sous la présidence de Ziegler, p. 218, 219 et suivantes, t. Ier, Venetiis, 1750.

ij. L'OSTÉOMALACIE OU RAMOLLISSEMENT de l'os ; *rachitis des adultes* d'après P. Frank. Selon les uns, cette maladie est la suite d'affections syphilitiques ; selon d'autres, elle a été presqu'exclusivement observée sur des femmes.

Cet état pathologique de l'os maxillaire me paraît être celui que Losbtein nomme :

1. L'*ostéospongiose*, sorte de *spina-ventosa* qui entraîne la *dissolution* de cet os ou sa *vermoulure*. Il n'y a qu'une nuance,

selon moi, légère, qui sépare cette lésion de la suivante, connue sous le nom :

2. D'*ostéoporose*, à cause de l'existence d'une sérosité rougeâtre dans les mailles du tissu de l'os.

iij. La CARIE HUMIDE complète ou disséminée de l'os en question. La plupart des auteurs considèrent cette dernière maladie comme étant presque toujours de nature vénérienne, cancéreuse ou scrofuleuse. Les enfants qui s'en trouvent atteints sont rachitiques. Elle se présente assez souvent avec des *fongus :* le cas devient alors compliqué et fort grave. Il y avait carie avec des excroissances fongueuses sur le palais dans le cas où Ruysch, après avoir enlevé l'os, brûla ensuite le fond du palais ; il paraît qu'il en fut à peu près de même dans l'exemple rapporté par Théodore Zwinger (Ephém. des curieux de la nature. Déc. 2ᵉ ; An. 6ᵉ, p. 528 ; Obs. 233ᵉ, Nuremberg, 1688). Voici le titre de cette observation : *Caries maxillæ superioris extrusum dentem subsequuta.*

Outre la carie, il y avait des *fongus* et des *végétations saignantes* dans l'observation où M. Velpeau (Médecine opératoire, t. II, p. 629) signala de plus l'existence d'une caverne à bords durs et lardacés ; le mal avait perforé la paroi inférieure du sinus. L'espèce d'altération dont il s'agit, a reçu des noms différents selon le point de départ du mal. Ainsi, il y a des tumeurs dites : *Tumeurs ossivores fongueuses lymphatiques* du *périoste ;* ces dernières peuvent dépendre de la dégénérescence d'un follicule dentaire. Il y en a d'autres qui distendent la cavité du sinus maxillaire après avoir pris germe sur la *membrane muqueuse* qui la tapisse. Dans un cas de cette espèce, l'on a pu obtenir la guérison du malade, en ouvrant le sinus et en cautérisant la tumeur (1er vol. du Journal de chirurgie de Paris). C'est également ici qu'il convient de ranger toutes les observations dont les détails se trouvent dans un très-grand nombre de Recueils anciens et modernes, sous la dénomination assez vague de *tumeurs* de nature *strumeuse, indurées* ou *ramollies; tumeurs adipocireuses, gélatiniformes* avec *carie; sarcômes médullaires*, enfin. Ce sont, en un mot, des lésions de l'os maxillaire devenues profondes par leur combinaison avec une maladie soit de la membrane muqueuse du sinus, soit du périoste et des tissus sus-jacents; elles finissent ordinairement par engendrer ce que l'on a encore appelé la *dégénérescence fibreuse*, le *cancer* proprement dit, le *polype cancéreux* et toute la série des altérations de tissu qui déterminent les difformités du visage les plus étranges et les plus hideuses.

iv. La NÉCROSE qui est assez fréquente. Il existe un exemple remarquable d'une séparation spontanée de l'os; il en résulta un grand vide dans la bouche (Dict. des Sc. méd., p. 386, art. sinus). La nature fait ici des prodiges, pour effectuer l'élimination des séquestres ou de l'os même en totalité.

v. Les EXOSTOSES MALIGNES (mali moris) de Scarpa et *circonscrites*. Cette maladie est encore désignée sous la dénomination d'*exostoses périostales fongueuses,* d'*exostoses fongueuses* de la *membrane muqueuse* : elles peuvent se développer sur les *parois internes* du sinus et engendrer ainsi l'une de ces difformités nommées *cardinales* par Lobstein; sur la *voûte palatine,* comme dans le cas rapporté par M. Diday, de Lyon. Ces *végé-*

tations osseuses ne sont pas toujours dans un état de *ramollissement*; elles ne constituent point alors des *fongus*.

vj. Les KISTES OSSEUX si bien décrits par Dupuytren, et qui motivent, parfois, l'ablation de l'os, de même que les *exostoses* non *ramollies*.

vij. Les FRACTURES de l'os dont la consolidation ne peut s'opérer par l'effet d'un vice interne ou par leur complication qui aurait donné lieu, en raison de la cause fracturante, à un grand nombre d'esquilles et de fragments irréguliers.

viij. Les PLAIES DÉGÉNÉRÉES en un ulcère qui amène lentement la carie ou une altération grave de l'os et de la membrane muqueuse du sinus.

ix. Les FISTULES INVÉTÉRÉES du sinus maxillaire qui s'ouvrent d'ordinaire près de l'orbite, sur la joue, et qui sont entretenues par une *maladie* de l'os, du *sinus* même et la *carie dentaire*.

x. Les CANCERS COLLOÏDES qui résultent de l'existence prolongée de différents *polypes*. Il est des auteurs, Vidal de Cassis entre autres, qui n'attribuent pas l'origine d'une semblable dégénérescence à des polypes.

xj. Les POLYPES, non point les mous ou celluloso-muqueux, nommés encore vésiculaires, mais bien les *polypes* appelés *malins*, c'est-à-dire ceux qui n'ont point encore envahi trop de parties profondes et qui ont reçu la dénomination de *polypes fibreux*, *durs* ou *lardacés*;

de *polypes charnus*, mais *non douloureux*, de *polypes granuleux, fongueux, sarcomateux*; ce sont les *polypes dégénérés* de J. Bell. L'on va jusqu'à leur prêter une dureté qui approche du cartilage de l'os, voire même de la pierre; il est du reste bien établi que nous n'entendons nullement parler des espèces de polypes ou de cancers appelés « *noli me tangere*. »

Au commencement de ce siècle encore, on se contentait de perforer le sinus maxillaire pour faire l'extirpation de ces polypes, ainsi que pour extraire les corps fongueux développés par l'effet d'une cause directe, certains corps étrangers venus du dehors, ou bien une dent vicieusement disposée en dedans du sinus, comme le prouve l'observation remarquable de Dubois, en septembre 1802.

Maintenant, il nous reste à désigner les maladies qui, aux yeux d'un opérateur plus prudent que hardi, ne rendront point nécessaire l'ablation de l'os en totalité. Ces maladies sont les suivantes :

j. La CARIE SIMPLE et LIMITÉE de l'os, quel que soit le point où elle existe.

ij. L'HYPÉROSTOSE PARTIELLE consistant dans l'augmentation de masse et de densité du tissu osseux. Cet état de l'os peut s'observer sur toutes ses faces; il constitue alors l'*ostéosclérose* : l'on en trouve un exemple qui n'a pas été sans retentissement en 1799; il s'agit de cette tête énorme découverte aux environs de Reims, à 15 pieds de profondeur, et dont M. N. Jadelot a donné la description.

iij. Les TUBERCULES de l'os maxillaire même, d'après Boyer (t. VI, p. 160); ils ne sont pas rares : ils se développent à la racine d'une des dents en rapport avec le sinus.

iv. Les TUBERCULES POLYPEUX du *sinus maxillaire*; Ruysch (obs., 77) les arracha, puis le cautère actuel fut porté jusque dans le sinus.

v. Les TUMEURS FONGUEUSES en *grappe* et de la grosseur de pois ou environ.

vj. Les ALTÉRATIONS diverses du *sinus maxillaire,* ni *étendues* ni *disséminées.* Bordenave, dans un Mémoire remarquable intitulé : « Précis d'observations sur les maladies du sinus maxillaire » Mém. de l'Ac. de chir., t. IV, p. 377, 1819, fait observer que la *carie* des *dents* est la *cause* de presque toutes les *maladies* de ce *sinus.* Cette remarque se justifie tous les jours dans la pratique de l'art.

vij. Les PELOTONS de *matière adipocireuse* dans le sinus.

viij. Les ABCÈS *lents* et *invétérés* de cette cavité.

ix. L'HYDROPISIE que ces derniers y engendrent quelquefois.

x. Les ULCÉRATIONS et les FISTULES SIMPLES du même sinus, bien que la cure en soit longue et difficile.

xj. Les CORPS ÉTRANGERS introduits dans ce sinus.

Ces *corps étrangers* consistent tantôt dans des *projectiles*, tantôt dans des *portions d'os,* tantôt même dans une *dent* (par exemple, l'observation de Dubois citée plus haut). Bordenave rapporte des cas où il a trouvé dans le sinus maxillaire des *vers blanchâtres;* et même, une fois, un *lombric* de 12 centimètres de longueur y a été observé par Deschamps, chirurgien de la Charité. Fortassin et Heysham confirment en quelque sorte ces observations qui paraissent incroyables aux yeux de quelques pathologistes, et font mention d'*insectes morts* dont ils ont débarrassé le sinus où ils les ont rencontrés, en faisant usage d'injections d'huile, tant il est vrai que la puissance de l'art de guérir ou du moins de soulager, se déploie parfois avec le secours des moyens les plus doux.

Il nous a paru bien inutile assurément de faire à la suite de ce *Tableau* ou de cet *Exposé succinct,* une mention quelconque des maladies qui prennent leur siège dans la cavité buccale et sur les régions génale, parotidienne, etc., attendu qu'il n'est aucune de ces lésions, si graves qu'elles soient, qui puisse déterminer un Chirurgien vraiment digne de ce nom, à mutiler le visage, au point d'arracher un os qui en forme la principale charpente.

HÉMORRHAGIE CÉRÉBRALE (APOPLEXIE)

DANS LE VENTRICULE ET LE CORPS STRIÉ DU CÔTÉ GAUCHE ;
convulsions et spasmes cloniques survenus immédiatement après l'attaque, et qui ont été constatés durant cinq heures consécutives dans le CÔTÉ DROIT *paralysé.*

OBSERVATION lue à l'Académie, dans la Séance du 24 juin 1846.

Depuis un peu plus de trois années, je donnais mes soins à **M.** Sarrau. Je le vis pour la première fois, au mois de mai 1843. Il avait eu, peu d'heures auparavant, une congestion cérébrale ou coup de sang qui l'avait abattu et privé de l'usage de ses sens, jusqu'au moment où il reçut des secours, c'est-à-dire où je lui eus pratiqué une saignée du bras. Lorsqu'il se trouva rétabli, il fut aisé de reconnaître qu'il y avait en lui le germe d'une affection organique du cœur. La main percevait une grande impulsion vers le ventricule gauche de cet organe. Les palpitations n'étaient pas habituellement très-fortes ; elles présentaient de l'intermittence et de l'irrégularité. Assez souvent, le pouls paraissait développé ; l'on remarquait assez souvent aussi que la face prenait une teinte animée, que la respiration semblait gênée, un peu courte, surtout quand il s'agissait de monter ou de marcher pendant un peu de temps. Le malade sentait bien tout cela, et il savait l'exprimer avec beaucoup de précision.

M. Sarrau, du reste, était d'une sobriété exemplaire. Son temps se passait de la manière la plus douce : le plus ordinairement, il assistait aux cours des Facultés des sciences et des lettres de l'Académie universitaire, et il trouvait une sorte de soulagement à ses incommodités habituelles de la poitrine, dans ces agréables et utiles récréations. La taille de M. Sarrau était courte et un peu ramassée. La pléthore était devenue chez lui assez forte depuis qu'il avait quitté les affaires et son commerce de chapellerie. Au moment où survint sa dernière maladie, il était âgé de soixante et quinze ans.—Au milieu de l'hiver dernier, il eut un catarrhe pulmonaire simple, mais qui fut d'une assez longue durée. Au commencement du printemps, l'on fit établir un vésicatoire au bras et l'on entretint cet exutoire pendant plusieurs semaines.

Il n'est pas inutile d'ajouter ici que notre malade avait, il y a bon nombre d'années, constaté et maintenu à son avantage, une fluxion sanguine qui s'était fixée à l'extrémité inférieure du rectum et qui fut sujette, durant assez longtemps, à des retours périodiques. Le malaise de la poitrine, survenu plus tard, parut coïncider avec la disparition du flux hémorrhoïdal en question.

Les choses en étaient donc là ; autrement dit, M. Sarrau, depuis deux ou trois mois, se trouvait exempt d'incommodités nouvelles, et supportait patiemment celles qui ne le faisaient pas beaucoup souffrir ; il était, en un mot, sans inquiétude sur l'état de sa santé, quand le 19 juin 1846, vers six heures et demie du soir, et après un entretien qu'il venait d'avoir comme passe-temps, en se reposant à une fenêtre, avec une personne du voisinage, l'on eut tout-à-coup à déplorer chéz lui l'apparition subite d'une paralysie de *tout le côté droit* du corps. L'on avait vu M. Sarrau s'enfermer dans un cabinet de toilette pour un besoin à satisfaire, quand sa femme entendit la chute d'un corps lourd sur le plancher. Relevé de suite et promptement secouru par les voisins, M. Sarrau nous parut entièrement privé de connaissance, lorsque nous le vîmes peu de moments après. Son intelligence paraissait entièrement abolie: Elle sembla renaître, deux jours après, mais bien faiblement et sans durée : elle fut remplacée par un coma que n'interrompirent point les accès d'une fièvre qui reparaissait le soir, sur la fin de la nuit et à d'autres intervalles. L'on vit cet état pénible, auquel on opposa en vain toutes les ressources de l'art , ne cesser qu'avec la vie, à la fin du quatrième jour. L'ouverture du corps à laquelle assistèrent MM. le Dr Vallot et Hugueny, professeur de physique au Collége royal de Dijon , fit voir la lésion qui avait été pressentie et indiquée auparavant. Dans l'hémisphère gauche du cerveau et dans le ventricule de ce côté, l'on constata qu'un épanchement de sang considérable, réuni dans un seul et vaste foyer, avait pris la place du corps strié presque tout entier, de la partie antérieure de la couche optique et d'une portion notable de la substance propre de cet hémisphère. Le sang, dans les points les plus rapprochés de la matière cérébrale, avait une consistance de bouillie et une teinte modifiée d'une manière particulière par son mélange avec la pulpe cérébrale qui offrait, de son côté, une apparence granuleuse et ramollie.

Le volume du cœur excédait de beaucoup l'état normal. Une matière graisseuse d'un jaune caractéristique occupait les interstices d'un grand nombre des colonnes charnues de l'intérieur de cet organe.

L'on croirait superflus tous les détails de cette observation qui n'aurait elle-même qu'un bien vulgaire intérêt, si l'on omettait une circonstance *particulière* que l'on a reconnue et dûment vérifiée au début des accidents qui constituaient l'apoplexie. Durant cinq heures et demie, les assistants parmi lesquels se trouvait M. Viallanes, pharmacien et professeur de pharmacie à l'Ecole secondaire de médecine, qui donna les premiers soins au malade, les assistants, avec le médecin, ont été frappés de voir le membre droit, *tout privé qu'il était du sentiment et du mouvement,* se roidir toutes les trois minutes environ, avec force, et d'une manière visiblement douloureuse pour le patient. Ces secousses et ces convulsions cloniques dont le *membre paralysé* se trouvait agité n'ont disparu que quelques instants après une forte application de sangsues à l'anus, et un lavement drastique. — Il est bon, peut-être, d'enregistrer cette particularité, attendu que l'on ne paraît guère l'avoir constatée dans les cas où une hémorrhagie cérébrale entraîne ou non la cessation de la vie, dans un laps de temps assez court.

INTRODUCTION DANS LA RÉGION ÉPIGASTRIQUE
D'UNE AIGUILLE A COUDRE,

dont l'extraction a exigé de grands efforts, à cause de la contraction du muscle où cette aiguille était implantée obliquement.

OBSERVATION lue à l'Académie, dans la Séance du 9 juillet 1845.

En chirurgie, les circonstances les plus légères en apparence peuvent nous amener à reconnaître qu'elles sont dignes parfois d'un certain intérêt, et nous forcer à réfléchir sur les causes qui s'y rattachent. — Je fus appelé le 8 juillet 1845, vers deux heures après midi, pour retirer une aiguille à coudre qui venait de se loger dans la région épigastrique du nommé Naudet, apprenti cordonnier, âgé de 14 ans et demi, et d'une constitution déjà robuste. En luttant par badinage, presque sous les yeux de sa mère, avec une jeune et forte fille de vingt ans, il se sentit piqué vers l'estomac au moment où il opposait le plus de résistance pour n'être point terrassé. Aussitôt il porte la main sur l'endroit douloureux, et y reconnaît une tumeur assez saillante, ainsi que l'extrémité d'un corps aigu qui lui paraît être la pointe d'une aiguille. La jeune personne, couturière de son état, n'avait plus songé dans la lutte à une aiguille mise à sa robe, selon l'usage des ouvrières qui suspendent leur travail. Dans la vivacité du jeu, l'aiguille avait accroché le jeune Naudet à la partie indiquée plus haut, et avait pénétré profondément à cause du point d'appui que ce petit corps aigu trouva sur le busc près duquel il était implanté.

En examinant la partie lésée, peu d'instants après l'accident, je ne trouvai qu'une saillie que je crus devoir faire dépendre de la présence d'une tête d'épingle et non pas d'une aiguille. Le reste du corps étranger n'était pas du tout sensible au toucher. A la faveur d'une boutonnière opérée pour mettre en relief le corps dont la dureté était bien manifeste, je vis se présenter une pointe d'aiguille qu'il me fut d'abord difficile de saisir avec une pince à artère. Mais ce qui devint beaucoup plus difficile, ce fut l'extraction complète de ce mince objet; les personnes présentes ont été témoins de la force qu'il m'a fallu déployer en quelque sorte pour parvenir à le retirer : il était littéralement comme serré dans un étau. Mes pinces d'acier ne laissaient pas échapper la pointe, et les efforts que je fis, en me tenant sur mes gardes pour éviter de briser l'aiguille, étaient tels que j'entraînais presque le jeune garçon qui était tombé en syncope, et que deux personnes retenaient par les épaules sur une chaise. Parfois, je n'ai guère employé plus de force en me servant du forceps dans un accouchement; aussi les personnes qui m'assistaient ne revenaient-elles point de leur surprise. Enfin, je tirai tout-à-fait l'aiguille que je présente à l'Académie. Elle a 43 millimètres de longueur, et l'on peut voir qu'elle est légèrement bronzée par l'effet sans doute de son séjour dans le muscle droit de l'abdomen (sterno-pubien), près du cartilage des fausses côtes droites; la pointe en a été un peu recourbée par la pince à artères dont je fis usage. Cette pince est très-bonne et solidement confectionnée, puisque je puis soulever aisément par ses mors un poids de quinze kilogrammes qu'une ficelle tient fixé à l'instrument. — C'est à la contraction musculaire que je crois devoir rattacher la résistance singulière dont nous venons de parler, et je m'imaginerais difficilement que l'on pût faire dépendre cette résistance d'une autre cause.

HYPOSPADE AGÉ DE DEUX JOURS,

offrant une disposition toute particulière dans le raphé de la verge.

OBSERVATION lue à l'Académie, dans la Séance du 10 juin 1846.

Messieurs,

Dans la séance dernière (3 juin 1846), j'ai eu l'honneur de montrer à l'Académie un hypospade âgé de
deux jours, et sur lequel un examen réitéré m'a permis
de faire les remarques suivantes que je crois devoir
soumettre à la Compagnie.

Mme B.*****, la mère de l'enfant, est une femme jeune
et d'une taille élevée, primipare, d'une constitution
qui n'a rien de débile. Le père est dans des conditions
à peu près analogues; c'est un homme jeune et bien pris
dans sa taille, sans avoir un corps ni une complexion
très-robustes. La grossesse de Mme B. a suivi son cours
d'une manière régulière, comme j'ai pu le constater
souvent, ayant été toujours appelé à soigner cette jeune
femme et à l'assister au moment de son accouchement.

Ces préliminaires établis, je passe à la description des
parties de l'enfant qui est venu au monde, fort et bien
conformé, à part les organes de la génération, comme
vous avez pu le reconnaître après un simple examen.

Ce petit enfant a une verge grosse et arquée; le gland
de cette verge n'est couvert qu'en avant par le prépuce

2

dont on ne retrouve plus de traces à sa face postérieure où se voit d'ordinaire le frein qui manque totalement ici.

Ce gland est bien arrondi, c'est-à-dire d'une largeur égale à sa couronne et à sa pointe.

En arrière et en soulevant l'extrémité du penis, l'on aperçoit deux plis de peau qui constituent les bords d'une rainure ou d'une fente qui va s'élargissant en bas, et dont il sera question plus loin. Les bords de cette rainure représenteraient volontiers une sorte de double frein qui a pour effet de tenir la verge fortement courbée en dessous ou plutôt en arrière, quand l'enfant est mis debout, et d'imprimer au gland une direction dans ce même sens.

Indépendamment des deux plis précédents, la verge, dans toute son étendue, à l'exception de sa face antérieure, est embrassée et, en même temps, comme serrée par deux replis de la peau, volumineux, mous, d'une teinte foncée, naissant l'un et l'autre de la région pubienne et descendant jusqu'à deux centimètres de l'anus.

Une ligne périnéale médiane, parfaitement nette et tranchée, s'étend du centre de la marge de l'anus jusqu'au point de jonction des deux larges replis en question.

Tout-à-fait en bas, ou plutôt en arrière, l'on voit ces deux gros replis se toucher et se confondre, mais sans trace d'aucune ligne médiane apparente.

En haut ou mieux en avant, ils laissent entre eux :

1° Un intervalle où se loge la verge ;

2° Au-dessous de cet organe, une sorte de vestibule ou de sinus étroit, peu alongé, peu profond et de forme triangulaire. Ce vestibule a son sommet au point de jonction des deux replis latéraux signalés ci-dessus ; il a sa base au-dessous de l'endroit où les corps caverneux de la verge cessent d'être sensibles au toucher.

La peau de cette espèce de vestibule est fine, rose, humide, en tout semblable à la membrane muqueuse vulvaire.

Les deux replis cutanés volumineux mentionnés plus haut, et qui, sans contredit, composent le scrotum, ont une consistance tout-à-fait molle ; la pression des doigts en fait rapprocher les parois entre elles, inférieurement aussi bien qu'en haut. L'exploration la plus attentive n'y a fait découvrir ni testicules, ni cordons sperma- tiques, ni de corps qui pussent avoir de la ressemblance avec les organes seminifères.

En promenant la pulpe du doigt jusque sur les ori- fices du canal inguinal de chaque côté, il est aisé de s'assurer que rien n'indique la sortie prochaine de ces deux glandes.

Quant à la verge, en la soulevant, on découvre au- dessous du gland un orifice. C'est l'orifice de l'urèthre ou le méat urinaire. Cette ouverture étant située au ni- veau des adhérences qui tiennent le penis courbé, il arrive que la partie signalée plus haut comme repré- sentant une sorte de vestibule ou de vulve, se trouve mouillée constamment par l'urine ; car, bien que le jet de ce fluide décrive une courbe fort grande, quand l'enfant est dégagé de ses langes, l'urine d'ordinaire n'en bave pas moins, quand l'enfant est couché ; elle n'en inonde pas moins les parties dont nous parlons.

Deux lignes saillantes, fort régulières, bien dessinées, peu larges, s'étendent parallèlement à droite et à gauche de la verge jusqu'au bout du prépuce. Elles sont en contact avec les parties antérieures de chacun des replis cutanés qui forment l'enveloppe scrotale.

Ainsi le méat urinaire est, dans notre cas, situé à la face scrotale de la verge, tout-à-fait derrière le gland et à sa base. La ligne plus ou moins saillante située, chez les autres sujets, à la face postérieure de la peau du penis, et qui fait suite au raphé, est ici divisée en deux et reportée sur les parties latérales de cet organe. C'est ainsi que l'absence de la peau dans le court espace qui constitue la verge en arrière, fait assez grosièrement, il est vrai, ressembler à une vulve le sinus ou vestibule dont nous avons parlé.

Le raphé, dans ce cas-ci, est, à notre sens, ce qui mérite le plus de fixer l'attention des observateurs. Pour se former une idée exacte de ce qui se passe chez notre hypospade, il faut se représenter la disposition normale du raphé chez tous les sujets, et puis envisager les différences qu'il présente chez notre individu. Tout le monde sait que le raphé du périnée, du scrotum et de la verge est une ligne plus ou moins prononcée qui divise surtout le périnée et le scrotum en deux parties égales, et qui s'étend depuis la partie antérieure de la marge de l'anus jusqu'à l'extrémité de la verge, se terminant, en arrière, juste à la partie du prépuce qui se joint au frein ou filet du gland.

Voilà l'état régulier, l'état normal; voici maintenant en quoi cet état diffère dans le cas que nous avons soumis à l'Académie. Le raphé divise parfaitement bien le périnée depuis la marge de l'anus jusqu'à la naissance du scrotum; là il disparaît, et on ne le retrouve plus qu'à la racine de la verge où il se montre, non pas sous la forme d'une seule ligne médiane, mais sous l'aspect de deux lignes latérales et parallèles. Ces deux lignes sont situées au milieu de l'espace qui divise la verge en face antérieure et en face postérieure, tandis qu'habituellement le raphé du penis est une ligne unique qui occupe le milieu d'un espace divisant également la verge en une partie droite et une partie gauche.

Je n'ai point trouvé dans les auteurs l'indication de cette particularité relative à la double ligne qui constitue le raphé de la verge de notre hypospade, et qui doit sans doute exister constamment ou à peu près.

OBSERVATION

D'UN CAS D'ANENCÉPHALIE

*où sont exposées les causes qui semblent avoir déterminé la
conformation vicieuse du cerveau.*

Le Sujet a été présenté à l'Académie le 12 mars 1845.

Le jeudi 13 mars 1845, en présence de MM. Brullé,
Vallot, membres de l'Académie, et Hugueny, professeur de physique au collége royal, j'ai fait l'ouverture
du corps d'un enfant mâle, né à terme la veille, et
dont toutes les parties du corps, à l'exception de la
tête, étaient bien prises et régulières.

La mère est âgée de 40 ans; elle jouit habituellement
d'une santé qui ne lui laisse rien à désirer, ainsi que
le père. Elle a eu cinq filles et quatre garçons, y com-
pris le fœtus en question. L'aînée des filles a 23 ans;
c'est une jeune femme qui a un physique agréable. Six
autres enfants, d'âges divers, sont tous développés d'une
manière normale. Une fille de 14 ans est morte il y a
quelques années. Ainsi toute cette famille se compose
d'un père actif et fort, d'une mère qui ne se plaint ja-
mais de sa santé, de quatre filles et de trois garçons qui
ne paraissent rien avoir à souhaiter sous ce rapport.

A l'occasion du fœtus que nous représentons, la mère
prétend que sa grossesse a été plus longue que toutes
les précédentes. Elle aurait dû accoucher plus tôt. Ce
retard, elle l'attribue à une chute qu'elle fit, le dimanche
23 février, sur un chemin que la glace rendait glissant.

Elle ne se sentit pas, du reste, bien longtemps incommodée de l'accident. En outre, l'hiver l'a fait souffrir. — Néanmoins, depuis le 23 février, les mouvements de l'enfant n'ont pas cessé d'être perçus ; mais le ventre avait pris beaucoup de volume, et elle attribuait à la rupture de quelque partie intérieure de son corps, ce développement et ce retard qui n'étaient pas sans lui causer de l'inquiétude. Elle eut de l'agitation, sans fièvre, durant les premières nuits qui suivirent la chute ; elle voyait en songe du sang et des objets dans la campagne, qui l'effrayaient. — Le travail a été assez long ; avant la sortie de l'enfant, il s'écoula une quantité d'eau fort considérable. La sage-femme assura qu'il y avait *deux poches* qui s'étaient vidées successivement ; la seconde laissa écouler de l'eau un peu rouge. Le fœtus fit des mouvements jusqu'à ce qu'il fût hors de l'utérus, si bien qu'on crut pouvoir l'ondoyer. Ce dernier point n'est pas certain ; il paraît même que la sage-femme l'a reçu, ne donnant plus signe de vie, tandis que la mère avance que l'enfant remuait douze heures auparavant, c'est-à-dire au commencement du travail. Le cordon ombilical avait beaucoup de longueur. Après la délivrance, la mère m'a paru se trouver dans une situation fort rassurante.

L'enfant, venu mort au monde, comme l'a prouvé la submersion du poumon, était d'un embonpoint extraordinaire par l'extension du tissu cellulaire, dont le sous-cutané contenait une abondante quantité de graisse.

Il présentait une face globuleuse, des yeux énormes et un nez épaté comme celui du singe. Le pavillon de chaque oreille était court et tellement recourbé ou recoquillé, que le rebord supérieur de l'hélix touchait le lobule.

La tête, qui n'offrait ni sinciput, ni occiput, ni frontal, laissait voir postérieurement une surface rouge, étendue, molle à la partie moyenne inférieure, sur laquelle existait un tubercule percé au centre d'une fistule, communiquant dans l'intérieur, ce dont on s'est assuré par l'introduction d'une sonde : c'est par cette ouverture que s'est échappé le fluide céphalo-rachidien, puisque dans des cas analogues, l'intervalle de la partie postérieure de la tête est occupé par une poche volumineuse; cette poche, remplie de sérosité, est formée par des membranes transparentes qui naissent des méninges spinales, et paraissent n'être en effet qu'une expansion de ces membranes et spécialement de l'arachnoïde. Cette poche se déchire ordinairement dans le travail de l'accouchement, et le fluide s'écoule.

Procédant à l'ouverture de la tête, nous avons reconnu l'absence complète de l'encéphale; à sa place on reconnut une sorte de magma, dans lequel nous n'avons remarqué aucune trace d'organisation.

La partie pétreuse du temporal, ou le rocher, était unie au sphénoïde, dont l'exubérance, fortement bombée, se portait tout en haut.

Les yeux situés comme au sommet du crâne étaient gros, saillants et recouverts en partie par le voile palpébral supérieur; une substance d'une apparence ligamenteuse servait à compléter le pourtour supérieur de l'orbite dans toute l'étendue qu'aurait dû occuper l'os frontal.

L'examen de l'œil a fait reconnaître l'existence de toutes les parties qui composent cet organe; seulement l'on a remarqué le peu d'étendue qu'offrait l'épanouissement de la rétine : le nerf optique n'avait pas non plus son diamètre normal, et il nous a paru se terminer tout-à-fait dans la masse du tissu cellulaire du fond de l'orbite.

La cavité du canal vertébral nous a montré la moëlle épinière, grêle, atrophiée ; elle contenait de la sérosité dans un conduit dont les parois étaient formées par quatre bandelettes ; mais elle n'offrait pas le bulbe rachidien.

Le second renflement de la moëlle, formant le plexus brachial, offrait également une cavité contenant un peu de sérosité.

Le thymus avait un développement considérable, et la pression du doigt faisait sortir des mailles de son tissu une matière comme laiteuse. Le cœur, de son côté, avait beaucoup de volume.

Dans l'abdomen, nous avons remarqué le grand arc du colon très-gros et très-renflé, les reins très-volumineux. Les testicules étaient dans le scrotum, les vaisseaux séminifères fort développés ; l'épididyme était plus gros que le testicule, et la verge rudimentaire.

Il est un point capital qui ne doit pas être omis dans cette description : malgré la dissection la plus attentive de la langue assez bien conformée du reste, nous n'avons pu retrouver aucune des trois espèces de nerfs qui se répandent dans son parenchyme.

Aussi nous sommes-nous posé cette question : devions-nous espérer que l'on rencontrerait les irradiations des parties dont le point central faisait défaut, car, en fait de centre nerveux, nous n'avons aperçu vers l'apophyse basilaire que l'origine de la moëlle vertébrale dont encore nous n'avons pas pu bien déterminer le mode de fixation ni de disposition ?

L'absence des nerfs de la langue nous semble un fait très-curieux, quelle que soit l'opinion que l'on veuille adopter sur la question de savoir si ce sont les nerfs et leurs ganglions qui paraissent les premiers, ou si, au contraire, ce doit être au centre spino-cérébral que serait dévolue la préexistence dans tout ce qui regarde les périodes de l'évolution du système nerveux.

Le sujet, dont nous donnons l'observation, était seul dans l'utérus; il offre ainsi une nouvelle exception à l'opinion de sir Everard Home et de Meckel, qui admettent que les monstres sans cerveau naissent accompagnés d'un ou de plusieurs jumeaux.

Les détails dans lesquels nous sommes entrés sur l'enfant mâle décrit ci-dessus, démontrent qu'il appartient à la première division de l'anencéphalie, appelée thlipsencéphalie par M. Is. Geoffroy-St.-Hilaire.

Ce qui nous a surtout déterminés à publier cette Observation, ce sont les renseignements que j'ai pu me procurer sur les causes qui paraissent avoir déterminé l'anencéphalie.

SUR UN CAS DE NOTOMÉLIE

D'UNE NOUVELLE ESPÈCE OFFERT PAR UNE GÉNISSE.

Le 19 février 1846, en visitant une ménagerie ambulante, je fus surpris de rencontrer un *mamelon* et les caractères de la *glande mammaire* dans les parties surnuméraires situées un peu *au-devant de l'épaule* d'une génisse.

Cette particularité dont on n'avait pas encore révélé l'existence au propriétaire de la ménagerie, me parut assez curieuse et assez extraordinaire; aussi m'empressai-je d'en informer mes savants Collègues de l'Académie, M. le Dr Vallot et M. Brullé, professeur de zoologie et de physiologie à la Faculté des Sciences : nous nous trouvâmes réunis quelques jours après à la ménagerie, et je transcris ci-dessous les notes que nous avons recueillies en commun, ces deux Messieurs et moi, sur cette monstruosité singulière, notes dont la lecture, du reste, a été faite à l'Académie dans une des séances suivantes.

La génisse en question était âgée de deux ans, et originaire du département de la Mayenne.

Elle présentait, sur la région scapulaire gauche, un double membre surnuméraire, situé un peu au-devant de l'épaule. En saisissant ce membre, on pouvait le faire mouvoir à volonté, mais l'animal n'avait pas la faculté de lui imprimer le plus léger mouvement.

Les deux canons de ce membre surnuméraire ont 0^m17 de longueur.

Les sabots, au nombre de quatre, sont d'inégales dimensions. Des deux antérieurs, l'un, plus alongé, est le plus gros, sa longueur est de 10 centimètres ; l'autre, plus maigre, a de même 10 centimètres de longueur.

Les deux sabots postérieurs ont seulement cinq centimètres de longueur, et l'un d'eux est double.

Ce que nous avons trouvé de plus frappant dans l'animal, c'est le changement de couleur du poil et de la peau à la partie postérieure de l'insertion du membre surnuméraire sur la colonne dorsale déviée. Au milieu de cet espace blanc, nous avons remarqué un tubercule de la grosseur d'une noisette, et adhérent à la peau qui, pressée un peu au-dessous de cet endroit, présentait au tact une masse alongée que M. Brullé et moi regardons comme une substance glanduleuse et constituant une partie de mamelle (1).

M. Isidore Geoffroy-Saint-Hilaire, *Tératol.*, tom. 3, p. 271, a reconnu, dans un des deux cas de notomélie scapulaire qu'il a observés, un second femur articulé, avec une omoplate imparfaite. « Chez ce sujet, dit-il, c'était donc, à proprement parler, deux membres, il est vrai, très-inégaux, qui se trouvaient implantés sur la partie antérieure du dos. »

L'articulation d'un *femur* avec une *omoplate* est un

---

(1) Dans l'Atlas qui accompagne le savant Ouvrage de M. Is. Geoffroy-St.-Hilaire sur la Tératologie, l'on voit, sous le nᵒ de la planche 17, la figure d'une vache notomèle adulte. Nous avons été frappés de reconnaître sur cette planche l'existence d'un mamelon disposé d'une manière tout-à-fait conforme au cas dont nous parlons.

fait très-extraordinaire, puisqu'il est contraire à la loi de *soi pour soi*. C'est un cas qui serait unique dans les annales de la Tératologie, sans l'existence si bien constatée du canard céphalomèle qui présentait une patte située sur le crâne auquel elle était adhérente.

Ces deux faits (celui du canard céphalomèle et celui que nous rapportons) me paraissent démontrer d'une manière péremptoire combien il est encore difficile d'établir des règles invariables dans les divisions relatives à l'histoire des monstruosités.

DIJON, IMPR. DE FRANTIN.

www.ingramcontent.com/pod-product-compliance
Ingram Content Group UK Ltd.
Pitfield, Milton Keynes, MK11 3LW, UK
UKHW021212230726
13926UKWH00001B/471